BEI GRIN MACHT SICH IHR WISSEN BEZAHLT

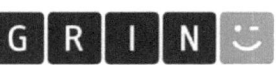

Bibliografische Information der Deutschen Nationalbibliothek:

Die Deutsche Bibliothek verzeichnet diese Publikation in der Deutschen National-
bibliografie; detaillierte bibliografische Daten sind im Internet über http://dnb.d-
nb.de/ abrufbar.

Impressum:

Copyright © 2020 GRIN Verlag
Druck und Bindung: Books on Demand GmbH, Norderstedt Germany
ISBN: 9783346222190

Dieses Buch bei GRIN:

https://www.grin.com/document/908859

Anonym

**Konfliktbewältigung von Führungskräften im Kranken-
und Altenpflegebereich. Entstehung von Konflikten,
Auswirkung und Methoden zur Prävention**

GRIN Verlag

GRIN - Your knowledge has value

Der GRIN Verlag publiziert seit 1998 wissenschaftliche Arbeiten von Studenten, Hochschullehrern und anderen Akademikern als eBook und gedrucktes Buch. Die Verlagswebsite www.grin.com ist die ideale Plattform zur Veröffentlichung von Hausarbeiten, Abschlussarbeiten, wissenschaftlichen Aufsätzen, Dissertationen und Fachbüchern.

Besuchen Sie uns im Internet:

http://www.grin.com/

http://www.facebook.com/grincom

http://www.twitter.com/grin_com

Kurs: Stationsleitung 43: November 2018 – Juni 2020

IWK – Institut für Weiterbildung in der Kranken- & Altenpflege

Abschlussarbeit

„Konflikte rechtzeitig erkennen und erfolgreich bewältigen. Eine zentrale Aufgabe von Führungskräften "

Abgabedatum
20.02.2020

Zu besseren Lesbarkeit wurden in der vorliegenden Abschlussarbeit teils geschlechtsspezifische Formulierungen verwendet. Da die Verfasserin selbstverständlich von einer Gleichstellung von Frau und Mann ausgeht, sei an dieser Stelle darauf verwiesen, dass sich entsprechende Formulierungen immer sowohl auf Frauen als auch auf Männer beziehen können.

Inhaltsverzeichnis

Abkürzungsverzeichnis

Abbildungsverzeichnis

Tabellenverzeichnis

Abkürzungsverzeichnis

bzw.	beziehungsweise
etc.	et cetera „und die übrigen [Dinge]"
ggf.	gegebenenfalls
KPMG AG	Wirtschaftsprüfungs- und Beratungsunternehmen. Firmenname setzt sich aus den Initialen der Gründungsmitglieder zusammen
Tab.	Tabelle
u.a.	unter anderem
usw.	und so weiter
z.B.	zum Beispiel

Tabellenverzeichnis

Abbildungsverzeichnis

Seite

Facharbeit „Konflikte rechtzeitig erkennen und erfolgreich bewältigen. Eine
zentrale Aufgabe von Führungskräften."

Kurs: Stationsleitung 43: November 2018 –Juni 2020

1 Einleitung

*„Wir brauchen uns nicht weiter vor Auseinandersetzungen, Konflikten und Problemen
mit uns selbst und anderen fürchten, denn sogar Sterne knallen manchmal aufeinander und es entstehen neue Welten. Heute weiß ich, das ist das Leben!* "

Charlie Chaplin

Menschen haben unterschiedliche Ansichten, Ziele, Vorlieben und Gerechtigkeitsvor-
stellungen. Schnell können dadurch Konflikte entstehen. Konflikte sind oft unvermeid-
bar und gehören zum privaten und beruflichen Leben dazu. Häufig lösen Konflikte Ge-
fühle wie Angst, Wut oder Hilflosigkeit aus. Weil Kenntnisse zur Konfliktlösung und
professioneller Kommunikation fehlen, werden Auseinandersetzungen gemieden oder
auf eigene Weise ausgetragen. Auch der Wunsch nach Harmonie und die eigene
Angst vor Konflikten führt dazu, Gesprächen aus dem Weg zu gehen. Es ist scheinbar
leichter auftretende Unstimmigkeiten herunterzuspielen oder zu leugnen. So ein Verhalten bringt keine Lösung auf Dauer.

Während der fünfjährigen Arbeitsphase in der Kurzzeitpflege, drei davon als stellver-
tretende Einrichtungsleiterin, konnte die Verfasserin beobachten, dass die Teammitglieder immer wieder in Konfliktsituationen geraten sind. Von einem kleinen Team, be-
stehend aus Einrichtungsleiter, fünf Pflegefachkräften, drei Pflegehelfern und einer Be-
treuungsassistentin werden siebzehn Gäste betreut. In der Position der Stellvertretung
war die Verfasserin in einen Konflikt involviert, in dem die Beteiligten keine Lösung der
Auseinandersetzung fanden und von der Seite der Führungskraft keine Maßnahmen
zur Konfliktlösung angestrebt wurden. Der Konflikt eskalierte und benötigte dringende
Unterstützung von Dritten, in diesem Fall vom Vorgesetzten des gesamten Unternehmens. Persönliche Erfahrungen aus diesem Konflikt haben die Verfasserin dazu inspi-
riert, dieses Thema für die Hausarbeit auszuwählen.

Pflegeberufe zeichnen sich durch vielfältige Aspekte aus. Ein besonderes Element ne-
ben dem Stress und enormen Erwartungs- und Leistungsdruck ist dabei der ständige
Kontakt zu unterschiedlichen Personen. So werden täglich zahlreiche Gespräche mit
Kollegen, Vorgesetzten, Patienten, deren Angehörigen und vielen weiteren Personen

Facharbeit „Konflikte rechtzeitig erkennen und erfolgreich bewältigen. Eine zentrale Aufgabe von Führungskräften."

Kurs: Stationsleitung 43: November 2018 –Juni 2020

geführt. Es findet ständig zwischenmenschliche Interaktion statt. Gerade das ist eine Besonderheit, die bei vielen Pflegenden den Beruf zu einer echten Berufung gemacht hat. Nicht immer läuft die Kommunikation reibungslos und manchmal kommt es zu Spannungen oder Konflikten. Einiges regelt sich von selbst. Doch manche Konflikte lösen sich nicht von allein, sondern entwickeln sich weiter und stören die Teamarbeit. Sie zerstören ein gesundes Arbeitsklima, führen zur Krankheitsausfällen oder sogar zu Kündigung der Mitarbeiter. Besonders heute, in der Zeit zunehmenden Pflegekräftemangels, wo ein Wettbewerb zwischen Unternehmen um Personal herrscht, ist es von großer Bedeutung, dass die Mitarbeiter sich im Arbeitsteam wohlfühlen. Auch wirtschaftlich gesehen sind die Kosten, die mit Konflikten verbunden sind nicht zu unterschätzen. Deswegen müssen Konflikte thematisiert werden und konstruktiv gelöst werden. Grundsätzlich ist die Führungskraft für gelebte Normen und Verhaltensweisen im Team verantwortlich, so wie für die Konfliktkultur im Team. Viele Unternehmen unterbreiten ihren Mitarbeitern Fortbildungsangebote zu Kommunikation und Konfliktlösung. Doch wie es scheint, werden solche Angebote zu dem Thema „Kommunikations- und Konfliktkompetenz" häufig nicht genutzt. Die Führungskräfte nehmen kaum interne oder externe Unterstützung in Konfliktsituationen in Anspruch, denn sie möchten nicht als Versager abgestempelt werden. Oft möchte die Führungskraft mit Konfliktsituationen im Team nicht konfrontiert werden, um selbst nicht in den Konflikt einbezogen zu werden. So kann angenommen werden, dass zuerst Ängste und Hemmschwellen abgebaut werden müssen, bevor Führungskraft und weitere pflegende Berufsgruppen Angebote zum Konfliktmanagement annehmen können.

These dieser Arbeit: Die Führungskräfte nehmen ihre Aufgaben bei der Konfliktbewältigung oft nicht ausreichend wahr, ignorieren die Konflikte oder übersehen sie wissentlich aus Konfliktscheuheit und Unsicherheit.

Ziel dieser Arbeit ist es, Strategien zur Konfliktprävention und konstruktiver Konfliktlösung aufzuzeigen, vor allem die Aufgaben der Führungskraft bei der Konfliktlösung zu verdeutlichen, denn die Führungskraft trägt die Gesamtverantwortung für ein gut funktionierendes Team.

Im ersten Teil der Arbeit werden Entstehung und Ursachen eines Konfliktes betrachtet. Auch Auswirkungen, Symptome und Dynamik eines ungelösten Konfliktes werden

Facharbeit „Konflikte rechtzeitig erkennen und erfolgreich bewältigen. Eine zentrale Aufgabe von Führungskräften."

Kurs: Stationsleitung 43: November 2018 –Juni 2020

analysiert. Im nächsten Kapitel werden Methoden zur Konfliktlösung und Prävention mit Schwerpunkt auf der Aufgabe der Führungskraft vorgestellt.

Begonnen wird mit der Definition eines Konfliktes und der Vorstellung unterschiedlicher Konfliktarten.

2. Konflikte

2.1 Definition

Die Verfasserin hat sich für eine Konfliktdefinition entschieden, die ihre Meinung nach am bestem zu den Konflikten im Team passt.

„Ein Konflikt bedeutet ein „Zusammenstoß" mit einer oder mehreren Personen oder mit einer oder mehreren Gruppen. Ein wichtiges, prägnantes und bezeichnendes Merkmal eines Konflikts ist, dass es zu einer Blockade, zu Unproduktivität und Demotivation bis zum Stillstand im Team, in der Organisation oder Firma kommen kann. Auslöser für Konflikte können unterschiedliche Interessen, Meinungen, Werte sein. Auch persönliche nicht erfüllbare oder umsetzbare Wünsche, unerfüllte Bedürfnisse, blockierende persönliche oder berufliche Ziele können den Zusammenstoß bewirken" (Wehner 2010: 5).

Ein Konflikt ist also eine Spannungssituation zwischen zwei oder mehrere Parteien.

2.2 Konfliktarten

Die unterschiedlichen Arten eines Konfliktes spielen eine große Rolle, wenn es um die Konfliktanalyse, ein besseres Verständnis der Konfliktsituation und die Konfliktursachen geht.

Es gibt eine Vielfalt von Konfliktarten, die sich in zwei Ebenen unterteilen lassen. Diese sind in der folgenden Tabelle aufgeführt.

Sach- und Inhaltliche Ebene:

Hier spielen die Sache bzw. das Thema eine große Rolle. Was ist der Inhalt des Konfliktes? Worum geht es? (vgl. Wehner 2010:8).

Facharbeit „Konflikte rechtzeitig erkennen und erfolgreich bewältigen. Eine zentrale Aufgabe von Führungskräften."

Kurs: Stationsleitung 43: November 2018 –Juni 2020

Beziehung bzw. personenbezogene Ebene:

Auf dieser Ebene geht es darum, in welcher Beziehung die beteiligten Personen zueinanderstehen oder welcher Art ihre Beziehung ist. Wie gehen sie mit dem Konflikt um? Welche Konfliktmuster und Konfliktstrategien bringen Führungskräfte und Mitarbeiter mit ein? Welche Emotionen sind im Spiel? Wie gehen Führungskräfte mit dem Konflikt um? Welche Strategien können sie anbieten? (vgl. Wehner 2010:8). Beziehungskonflikte haben etwas mit emotionaler Verfeindung der betroffenen Person zu tun.

Konflikte auf der Sachebene	Konflikte auf der Beziehungsebene
Verteilungskonflikt: Konflikte um Ressourcen wie Personal, Material, Zeit.	*Wertekonflikt*: Unterschiedliche persönliche Wertvorstellungen, die in einer Konfrontation zueinanderstehen und sich nicht gleichzeitig realisieren lassen, ohne einen davon zu gefährden.
Zielkonflikt: Uneinigkeit über die Ausrichtung einer Tätigkeit, eines Projekts; sich widersprechende Ziele.	
Verfahrenskonflikt: Differenzen über den Weg, wie das gemeinsame Ziel erreichen werden soll; unterschiedliche Prioritäten in der Arbeit oder in der Lebensführung.	*Beziehungskonflikt*: Antipathie und persönliche Verletzungen; mangelnde Anerkennung des anderen ohne sachlichen Grund; keine Bereitschaft zur grundsätzlichen Akzeptanz des Gegenübers.
Beurteilungskonflikt: Unterschiedliche Sichtweisen oder Kriterien bei der Bewertung einer Situation, einer Aktion.	
Struktur- und Rollenkonflikt: Unterschiedliche Auffassungen über Gliederung/Ablauf von Dingen/Vorhaben; unterschiedliche Erwartungen und anderes Verständnis beim Ausfüllen einer Rolle.	

Tabelle 1.Typische Konfliktarten im Team (vgl. Schulz 2007:86).

Facharbeit „Konflikte rechtzeitig erkennen und erfolgreich bewältigen. Eine zentrale Aufgabe von Führungskräften."

Kurs: Stationsleitung 43: November 2018 –Juni 2020

Latente und manifeste Konflikte:

Konflikte können auch latent sein und als solche vor sich hin schwelen, ohne wirklich aufzufallen. Die Mitarbeiter in einem Unternehmen sind beispielsweise unzufrieden aber das äußert sich noch nicht wirklich. Ein latenter Konflikt kann schlagartig manifest werden. Manifeste Konflikte äußern sich direkt und sind klar beobachtbar (vgl. Becker 2019). Offene Konfrontation kann ein Zeichen eines manifesten Konflikts sein. Je früher ein latenter Konflikt gelöst wird, desto einfacher geht es. Mit zunehmender Manifestation des Konfliktes verschärft sich dieser und eine Lösung wird immer herausfordernder.

Wie ein Konflikt zustande kommt, erklärt im nächsten Kapitel der Konfliktforscher Friedrich Glasl.

2.3 Konfliktentstehung

Ein Konflikt kann entstehen, wenn zwei oder mehrere Personen ein gemeinsames Ziel erreichen sollen, aber ihre Vorstellungen, wie sie dies zu bewältigen ist, unterscheiden sich voneinander.

Wenn die Meinung, der Weg des anderen als Problem gesehen wird und aggressiv agiert wird, kann man von anderer Seite mit ähnlicher Reaktion rechnen. Gelingt der konstruktive Umgang mit der Differenz nicht, gelangen die Beteiligten von der Sachebene auf die Beziehungsebene. Eine große Rolle spielt dabei die eigene Wahrnehmungsfähigkeit. Von der Stressforschung ist bekannt, dass dann in verschiedenen seelischen Bereichen Einschränkungen beginnen. Es wird nur noch das, was unbequem, ärgerlich oder bedrohlich sein könnte, wahrgenommen. Alles andere wird überhört und übersehen (vgl. Glasl 2018).

„Auf der Gefühlsebene tauchen negative Emotionen auf, wir verlieren Empathie für die Gegenseite und glauben zu wissen, wie es dem anderem geht. Das sind natürlich Zuschreibungen und Phantasien" (Glasl 2018). So eine Situation führt zur Spannung oder sogar zur Streitigkeit.

2.4 Konfliktursache

Für eine erfolgreiche Konfliktbewältigung ist es von großer Wichtigkeit den Auslöser des Konfliktes herauszufinden. Nur dann ist eine Lösung möglich. Zu Konflikten im pflegerischen Alltag kann es aus ganz unterschiedlichen Gründen kommen.

„Das kann zum Beispiel die Dienstplanbesetzung oder Bereichseinteilung sein, das generelle Arbeitsaufkommen, das Arbeitstempo einzelner Mitarbeiter etc. Aber auch unterschiedliche Charaktere der Kollegen, private Belange oder auch der Wissenstand des Einzelnen können Anlässe für Konflikte sein" (Weufen 2018: 16).

Eine weitere Ursache ist es, wenn Interessen von zwei Personen auseinander gehen, Wünsche und Bedürfnisse einer Person nicht erfüllt werden. Kulturelle Unterschiede, Überbelastung, unklare Arbeitsteilungen und mangelnde Kommunikation führen zu Konflikten, in die früher oder später die pflegebedürftige Person und deren Angehörige involviert werden (vgl. Wehner 2010: 10).

Auch der Umgang mit Beschwerden und Fehlern stellt oft Konfliktpotenzial dar. Viele Mitarbeiter im Pflegebereich haben das Gefühl, dass Beschwerden von Angehörigen und Patienten von der Führungsebene nach dem Motto „Wer zahlt, hat Recht" abgehandelt werden (vgl. Wehner 2010:10). Die Mitarbeiter fühlen sich nicht verstanden und reagieren mit Widerstand, was einen Konflikt begünstigt.

Eine besonders häufig genannte Konfliktursache im Pflegeteam ist der Dienstplan bzw. die Urlaubseinteilung. Mitarbeiter mit Kindern möchten verständlicherweise häufig am Wochenende, Feiertagen und in der Ferienzeit frei haben. Von kinderlosen Mitarbeitern wird erwartet, in diesen Zeiten einzuspringen. Sie fühlen sich ungerecht behandelt. Auch Krankenausfälle, insbesondere, wenn sie sich bei manchen Kollegen zu häufen beginnen, können zu Spannungen führen (vgl. Wehner 2010:10 f).

Menschen unterschiedlicher Nationen mit verschiedenen Sprachen, Ritualen, und Glaubensrichtungen treffen im Pflegeteam zusammen. Der Anteil der Mitarbeiter mit Migrationshintergrund beträgt in einigen Fällen mehr als 80%, was wesentlich höher ist als in der Gesamtbevölkerung. Diese an sich wunderbare Vielfalt führt oft zu Missverständnissen und Konflikten. Zu einem wesentlichen Teil lassen sich diese auf falsch verstandene nonverbale Kommunikationssignale zurückführen. Mimik, Gestik,

Facharbeit „Konflikte rechtzeitig erkennen und erfolgreich bewältigen. Eine zentrale Aufgabe von Führungskräften."

Kurs: Stationsleitung 43: November 2018 –Juni 2020

Körperhaltung, Ton- und Stimmlage variieren in unterschiedlichen Kulturen stark, was in der Praxis oft Ursache oder Ausgangspunkt für einen handfesten Konflikt im Arbeitsalltag sein kann (vgl. Brinek 2010: 59).

Wenn die Führungskraft ihrer Rolle nicht gerecht wird und Teammitglieder Probleme selbst lösen müssen, führt das manchmal zu Frustration, Unsicherheit und Überforderung und langfristig zum Konflikt. Das bleibt nicht ohne Folgen: Ungelöste Konflikte wirken sich negativ auf die Zusammenarbeit des ganzen Teams aus.

2.5 Auswirkungen ungelöster Teamkonflikte

Konflikte sind Störungen, die den Handlungsablauf unterbrechen und belastend wirken. Der deutsche Psychologe und Kommunikationswissenschaftler Schutz von Thun beschreibt diesen Prozess folgendermaßen:

Bei Teamkonflikten verschlechtert sich das Betriebsklima. Statt gegenseitiger Unterstützung und Zusammenarbeit kommt es zu Gehässigkeit und Verächtlichkeit. Es herrscht latente Feindseligkeit hinter der Fassade von Sachlichkeit und Höflichkeit. Man geht einander aus dem Weg und/oder gruppiert sich in Cliquen. Energie und Schaffenskraft kommen kaum noch der gemeinsamen Aufgabe zugute, sondern werden in die Bewältigung interner Vorgänge gesteckt: Verbündete gewinnen, Intrigen spinnen. Das alles geht an die „Nieren", es häufen sich Krankheitsausfälle, die Gruppe ist verfallsbedroht, innere und tatsächliche Kündigungen nehmen zu (vgl. Schulz von Thun 2010:119).

Ein Konflikt löst automatisch Stressreaktionen beim Menschen aus, ganz egal ob es Mitarbeiter, Führungskräfte, Patienten, Bewohner oder Angehörige sind. Emotionale, psychische und körperliche Bereiche sind betroffen. Oft sind Unruhe, Angst, Unzufriedenheit, verlangsamtes Denkvermögen, Hilflosigkeit, kreisende Gedanken, „nicht abschalten können", Schlafstörungen oder Magenbeschwerden feststellbar (vgl. Wehner 2010: 6).

Folgende Signale und deren Auswirkungen, die aufmerksame Beobachter im Frühstadium eines Konflikts erkennen, können bei Mitarbeitern im Team beobachtet werden:

Facharbeit „Konflikte rechtzeitig erkennen und erfolgreich bewältigen. Eine zentrale Aufgabe von Führungskräften."

Kurs: Stationsleitung 43: November 2018 –Juni 2020

Demotivation ist bei einzelnen Mitarbeitern bis zum gesamten Team spürbar und macht sich durch ein Absinken der Arbeitsleistung bemerkbar. Die Kooperationsfähigkeit der betroffenen Mitarbeiter sinkt.

Gereiztes Verhalten zeigt sich durch überzogene verbale und körperliche Reaktionen. Mitarbeiter fühlen sich schnell angegriffen. Informationen werden zurückgehalten, dadurch steigt die Fehlerhäufigkeit bei den Konfliktgegnern.

Blockade, Widerstand: Prinzipielle Ablehnung von Vorschlägen, Anweisungen, blockierende verbale Rückmeldungen, sogar Anschuldigungen. Die Mitarbeiter ziehen sich zurück und sind anderen gegenüber verschlossen.

Körperhaltung: Veränderung in der Mimik und auch Gestik ist erkennbar. Des Weiteren kann die Körperhaltung unsicher oder auch drohend wirken. Ein drohender Blick ist oft ein Warnzeichen.

Weitere Signale: Teammitglieder kommen nicht zu den Teambesprechungen, häufige Krankenstände, Gerüchte verbreiten sich, es herrscht Unruhe im Team, Kommunikation kommt zum Stillstand oder nur wenige Mitarbeiter kommunizieren miteinander (vgl. Wehner 2010 :11 f).

Produktives Arbeiten im Team ist nicht mehr möglich, da die Aufmerksamkeit der beteiligten Personen zum Konflikt hin ausgerichtet ist. Betroffene sind mit Konfliktaufarbeitung, der Suche nach Konfliktlösungsstrategien beschäftigt und damit von eigentlichen Arbeiten abgelenkt. Wichtige Aufgabe der Führungskraft, die aufgrund ihrer Funktion normalerweise den Überblick über das Team hat, ist es, diese Signale eines Konfliktes zu erkennen, um den zu behandeln.

2.6 Konflikteskalation

Wird der Konflikt nicht rechtzeitig erkannt und gelöst, besteht die Gefahr der dynamisch fortschreitenden Eskalation des Konfliktes. Wenn es darum geht, zu entscheiden, welche Methode zur Konfliktbearbeitung gewählt werden soll, spielen die Eskalationsstufen eine wichtige Rolle. Der Konfliktforscher Friedrich Glasl hat in einem Eskalationsmodel beschrieben, welche neun Stufen dabei ablaufen. In der beigefügten Abbildung sind die Phasen erläutert.

8

Facharbeit „Konflikte rechtzeitig erkennen und erfolgreich bewältigen. Eine zentrale Aufgabe von Führungskräften."

Kurs: Stationsleitung 43: November 2018 –Juni 2020

„Konflikte eskalieren, weil Personen in der Führungsposition nicht ihrer Verantwortung nachkommen" (Müller 2018).

Konfliktstufen	Phasen	Beschreibung
1. Verschlimmerung und Verhärtung	Win-win	In dieser Phase geht es noch um das Wohlergehen aller Beteiligten. Die Überzeugung herrscht vor, dass beide Gegner als Sieger aus dem Konflikt hervorgehen können.
2. Polarisierung und Debatte		
3. Taten statt Worte		
4. Sorge und Ansehen	Win-lose	Die Überzeugung ändert sich. Die Idee, dass nur noch einer gewinnen kann, tritt in den Vordergrund. Alle Bemühungen konzentrieren sich auf den Sieg.
5. Gesichtsverlust		
6. Gewaltandrohung		
7. Begrenzte Vernichtungsschläge	Lose-lose	In dieser Phase ist bekannt, dass keiner gewinnen kann. Es geht jetzt nur noch darum zu schauen, dass dem Gegner der grössere Schaden als einem selber zugefügt wird.
8. Zersplitterung		
9. Gemeinsam in den Abgrund		

Abbildung 1. Konflikteskalation nach Glasl (vgl. von Gunten 2014).

Fehlende Kompetenzen im Bereich Konfliktmanagement seitens der Führungskräfte bewirken, dass oft für den jeweiligen Eskalationsgrad ungeeignete Methoden gewählt werden. Damit sind Frustration und Demotivation bei den Beteiligten vorprogrammiert, die Konfliktbearbeitung wird als unproduktiv erlebt. Dieses negative Erleben verringert die Bereitschaft der Betroffenen sich bei einem weiteren Konflikt auf interne oder externe Angebote einzulassen. Die Konfliktbearbeitung kommt zum Stillstand, die Konflikte werden in der Folge oft über Jahre hinweg mitgenommen. Dabei sollte der Führungskraft bewusst sein, dass ungelöste Konflikte immer wieder zu Tage kommen, Ressourcen und Energie abziehen und damit das System kurz- oder langfristig beeinflussen (vgl. Wehner 2010:12).

Hier gilt es für die Führungskräfte zu wissen, welche Methoden bei welcher Eskalationsstufe zielführend und effizient eingesetzt werden können. Führungskräften, die sich

Facharbeit „Konflikte rechtzeitig erkennen und erfolgreich bewältigen. Eine zentrale Aufgabe von Führungskräften."

Kurs: Stationsleitung 43: November 2018 –Juni 2020

Kompetenz und Wissen zu diesem Thema aneignen, wird es leichter fallen, Konflikte zu erkennen und einzuschätzen, sie können daher rascher und erfolgreicher die geeignete Methode zur Bearbeitung finden.

In den ersten drei Stufen ist die Konfliktlösung durch die eigene Kraft des Beteiligten möglich, Supervision kann in diesen Stufen hilfreich sein. In den nächsten drei Stufen ist Einmischen von dritten notwendig ist. Methoden der Wahl sind Konfliktmoderation, Coaching als Begleitmaßnahme sowie Mediation. In den letzten drei Stufen ist der Machteingriff durch die Führungsebene notwendig sowie eventuell juristische oder gerichtliche Möglichkeiten (vgl. Wehner 2010:13 f).

In nächstem Kapitel werden mögliche Strategien bei Konfliktlösung und Prävention vorgestellt, die von der Führungskraft unternommen werden sollten, um einem Konflikt erfolgreich zu begegnen. Auch wird versucht, die in der Anleitung aufgestellte These zu bekräftigen.

3 Konfliktprävention und Konfliktlösung als Aufgabe der Führungskraft
3.1 Aufgaben einer Führungskraft im Konfliktmanagement

Die Aufgaben der Führungskraft sind komplex und vielseitig, eine davon ist die Konflikte zwischen Mitarbeitern zu klären.

Nach einer Studie der KPMG AG verbringen Führungskräfte 30-50% ihrer Arbeitszeit direkt oder indirekt mit Reibungsverlusten, Konflikten und Konfliktfolgen. Und dennoch scheuen sich mitunter auch Führungskräfte, Konflikte anzugehen- in der Hoffnung, sie klären sich von selbst (vgl. Hoepfner o.J.).

„Provokativ gefragt: Wofür braucht man denn überhaupt Führungskräfte, wenn nicht für solche, zugegebenermaßen unangenehmen, peinlichen Problemsituationen, die ohne äußeres Zutun irgendwann auf das ganze Team übergreifen?" (Haller 2018: 218).

Konflikte entwickeln sich oft fernab der Aufmerksamkeit der Führungskraft. In diesem Fall ist es wichtig, wie es um das Vertrauensverhältnis zwischen dem Vorgesetzten und seinen Mitarbeitern bestellt ist. Davon hängt ab, ob diese tatsächlich zur Führungskraft kommen, den Konflikt offenbaren und um Unterstützung bitten. Hier zeigt

Facharbeit „Konflikte rechtzeitig erkennen und erfolgreich bewältigen. Eine zentrale Aufgabe von Führungskräften."

Kurs: Stationsleitung 43: November 2018 –Juni 2020

sich, ob die Führungskraft in der Zeit davor eine vertrauensvolle Beziehung zu ihrem Mitarbeiter aufbauen konnte (vgl. Müller 2018). Eine Vertrauensbasis kann durch gute professionelle Kommunikation zwischen Mitarbeiter und Vorgesetztem erreicht werden, z.B. durch regelmäßige Mitarbeitergespräche oder Teamgespräche, die noch näher beschrieben werden.

Zur Wahrheit gehört aber auch, dass Führungskräfte nicht angemessen auf die Herausforderung, Konflikte zu managen, vorbereitet sind. Nach der Studie „Deutschland führt?!" beispielsweise kritisieren 69 Prozent der Führungskräfte, wie sie auf ihre Rolle vorbereitet werden. Es fehlen u.a. dringend notwendige Kenntnisse zum Konfliktmanagement. Es gibt aber auch Führungskräfte, die glauben, dass sie ohne Kommunikationskenntnisse Mitarbeiterkonflikte lösen können. Andere Führungskräfte befassen sich nur oberflächlich mit dem Konflikt und agieren grundsätzlich mit der „Basta-Methode". Ein Konflikt kann häufig nicht mit schneller Entscheidung der Führungskraft gelöst werden. Der Konflikt wirkt im Untergrund weiter und bricht nach einiger Zeit wieder hervor. Weder mit Laien-Kenntnissen in der Kommunikation noch mit der Basta-Methode kann man Konflikte nachhaltig lösen; beides geht zu Lasten der Konfliktbeteiligten und der Wirtschaftlichkeit des Unternehmens (vgl. Müller 2018).

Gefragt ist hier eine Führungskraft, die zunächst einmal den Konflikt bewusst wahrnimmt und sich Strategien für die Konfliktlösung überlegt. Hierzu bieten sich die folgenden Strategien an:

1. *Initiator:* legt den Konflikt zwischen den Beteiligten offen und sorgt dafür, dass die Beteiligten zu einem Gespräch zusammenkommen.

2. *Berater:* berät die Betroffenen bezüglich der Vorgehensweise, bringt sich mit Ideen und Vorschlägen beratend ein.

3. *Begleiter:* begleitet beide Konfliktparteien bei der Lösung, bleibt als neutraler Berater auch nach der Lösungsfindung im Hintergrund.

4. *Manager:* organisiert den Moderations-/Mediationsprozess durch außenstehende (professionelle) Experten, bleibt im Hintergrund und lässt sich über Erfolg und Fortschritt berichten.

Facharbeit „Konflikte rechtzeitig erkennen und erfolgreich bewältigen. Eine zentrale Aufgabe von Führungskräften."

Kurs: Stationsleitung 43: November 2018 –Juni 2020

5. *Entscheider:* trifft die Entscheidungen zur Lösung des Konflikts, ggf. auch gegen den Willen bzw. die Interessen der Beteiligten. Das bietet sich vor allem bei eskalierten Konflikten in den letzten drei der neun Konfliktstufen an (vgl. Haller 2018: 218 f).

Nicht immer ist es notwendig, dass sich die Führungskraft bei einem Konflikt einmischt.

„.. Führungskraft [ist] in Verantwortung, ihre Mitarbeiter in die eigene Kompetenz zu bringen, solche Dinge miteinander zu regeln. Das bedeutet aber auch, dass die Mitarbeiter selbstbewusster und entscheidungsfreudiger werden" (Mantz 2018: 15).

Eine für beide Seiten akzeptable und dauerhafte Lösung kann gefunden werden, wenn die Beteiligten an der Lösung des Konfliktes interessiert und bereit für ein Gespräch sind.

Oft bewirkt ein persönliches Gespräch mit dem Konfliktgegner mehr als ein Gespräch mit dem Vorgesetzten. Dieses Vorgehen muss im Team offen kommuniziert, geübt und begleitet werden (vgl. Weufen 2018: 16). Die Führungskraft ist für so einen Umgang miteinander zuständig, die Konfliktkultur muss im Team vereinbart und gelebt werden.

Dennoch ist oft eine Konfliktlösung zwischen den Parteien ohne Vorgesetzten nicht möglich. „[W]enn Patienten oder andere Schutzbefohlene involviert sind, oder wenn jemand zu Schaden kommt, im Sinne von Gewalt und Grenzverletzungen. Aber auch wenn es sich um Züge von Mobbing handelt, muss ein Vorgesetzter eingreifen" (Mantz 2018: 14).

Bevor man ins Gespräch kommt, ist es wichtig, das Gesamtbild von der Situation zu bekommen. Daher ist es Aufgabe der Führungskraft sich mit Konfliktanalyse zu beschäftigen.

3.2 Konfliktanalyse und Konfliktstile

Hierbei geht es darum, zu erkunden, um was es inhaltlich geht, welche Parteien beteiligt sind und was bislang passiert ist.

Eine Konfliktanalyse, nach dem Professor der Psychologie Loffing, kann darin bestehen, die folgenden Fragen gemeinsam zu beantworten:

Worum geht es?

Facharbeit „Konflikte rechtzeitig erkennen und erfolgreich bewältigen. Eine zentrale Aufgabe von Führungskräften."

Kurs: Stationsleitung 43: November 2018 –Juni 2020

Was sind die sachlichen Inhalte oder persönliche Meinungen?

Wer steht sich gegenüber?

Handelt es sich um einen Konflikt einzelner Personen oder um einen Gruppenkonflikt?

Was ist bislang passiert?

Wann und wodurch hat der Konflikt begonnen?

Welche entscheidenden Momente gab es während des Konfliktverlaufs?

Inwiefern hat sich der Konflikt inhaltlich verändert?

Welche Lösungsversuche wurden bisher unternommen?

Was könnte die Lösung des Konfliktes ein Stück näherbringen? Spätestens im Konfliktgespräch sollte die Konfliktsituation gemeinsam analysiert werden. Nicht selten kann der Kern des Konfliktes in dieser ersten Phase ausfindig gemacht werden und so die Lösungsfindung vereinfacht werden (vgl. Loffing 2014: 27).

Ausführliche Konfliktanalyse ist nicht zu unterschätzen. Vorschnelle Lösungsversuche übersehen oft den wahren Hintergrund des Konflikts. Wird dieser nicht gefunden, wird es trotz einer kurzfristigen Lösung mit großer Wahrscheinlichkeit im Laufe der Zeit erneut zu einer Spannung kommen.

Noch ein Aspekt, der Konfliktstil, ist besonders wichtig bei der Konfliktlösung. Für einen passenden Einstieg ins Konfliktgespräch ist es von Vorteil Verhaltensweisen der Beteiligten einzuschätzen.

Nicht immer werden die betroffenen Parteien zügig eine Lösung finden. Wenn man sich die unterschiedlichen Motive anschaut, die den Konflikt begründen, ist dies auch nachvollziehbar. Je nachdem, wie stark die jeweiligen Bedürfnisse, Interessen etc. ausgeprägt sind, können unterschiedliche Stile in der Findung von Lösungen beobachtet werden.

Der Psychologe Kenneth W. Thomas hat fünf Konfliktstile erläutert. So unterschiedlich die Erfahrungshintergründe und Persönlichkeiten der Menschen sind, so unterschiedlich sind auch ihre Konfliktstile.

1. *Kompromiss*: Bei einem Kompromiss machen beide Parteien Zugeständnisse. Es kommt also keiner von beiden zu seinem vollen Recht, sondern muss auf einen Teil verzichten.

Facharbeit „Konflikte rechtzeitig erkennen und erfolgreich bewältigen. Eine zentrale Aufgabe von Führungskräften."

Kurs: Stationsleitung 43: November 2018 –Juni 2020

2. *Win-Win*: Bei einer Win-Win-Strategie werden die Interessen beider Parteien so integriert, dass sie alle zu 100% berücksichtigt fühlen. Die Lösung ist nicht immer möglich, jedoch sehr wünschenswert.

3. *Unterwerfung*: Aus Sicht einer Partei gibt diese in einem Konflikt nach und unterwirft sich so der anderen Seite, ohne dass ihre Interessen Berücksichtigung gefunden haben.

4. *Durchsetzung*: Aus Sicht einer Partei setzt diese ihre vollen Bedürfnisse durch. Die Interessen der anderen Seite werden nicht beachtet. Oftmals kommt bei einer solchen Konfliktlösung eine große Menge an Macht zum Einsatz.

5. *Vermeidung*: Bei einer Vermeidung des Konfliktes mag der Konflikt auch zu einem Ende kommen. Beide Parteien flüchten vor der Auseinandersetzung. Bei einem solchen Verhalten ist die Gefahr jedoch groß, dass der Konflikt einige Zeit später erneut entflammt, da er noch nicht wirklich ausgetragen ist (vgl. Loffing 2014: 28).

Natürlich sind die Konfliktstile „Kompromiss" und „Win-Win" am vorteilhaftesten. Hier kann am ehesten von einer Gleichberechtigung gesprochen werden. Die ist vor allem für die zukünftige Zusammenarbeit wichtig. Welchen Konfliktstile prallen aufeinander? Welcher Konfliktstil wäre in dieser Situation sinnvoll? Das sind die Fragen die sich die Führungskraft vor dem Gespräch stellen sollte. Als Moderator muss die Führungskraft sich überlegen, wie sie die unterschiedlichen Charaktere in die geplante Richtung lenken kann, um dafür zu sorgen, dass eine tragfähige Lösung erarbeitet wird.

Beim Konfliktmanagement geht es immer darum, eine Win-Win-Situation herzustellen, es gibt bei Konfliktlösungen keine Verlierer oder Gewinner. Wichtig ist es, die gemeinsamen Interessen zu sehen und zu befriedigen. Bei der Konfliktlösung wird nicht nach Schuldigen, sondern nach Lösungen gesucht. (vgl. Reimann 2012).

3.3 Konfliktgespräche führen

Um ein unangenehmes Gespräch erfolgreich zu meistern, benötigt die Führungskraft gute Vorbereitung und Kenntnisse der Kommunikation sowie der Moderation.

Facharbeit „Konflikte rechtzeitig erkennen und erfolgreich bewältigen. Eine zentrale Aufgabe von Führungskräften."

Kurs: Stationsleitung 43: November 2018 –Juni 2020

Eine ausführliche Vorbereitung - räumlich, persönlich und strukturell- ist ein wesentlicher Erfolgsfaktor für das Führen von Konfliktgesprächen. Im Gespräch ruhig und überzeugend zu agieren, allen Parteien Wertschätzung entgegenzubringen, kann nur funktionieren, wenn ausreichend Zeit genommen wird. Ein gelungenes Konfliktgespräch, laut dem Professor der Psychologie Loffing beinhaltet folgende Phasen:

Gemeinsame Zielanalyse: Wichtig ist, auf ein gemeinsames Ziel des Gesprächs hinzuarbeiten. Geht es um die endgültige Lösung oder zunächst nur um die Darstellung und Gegenüberstellung der verschiedenen Sichtweisen? Wie kann das Ziel erreicht werden? Was können die Beteiligten selber unternehmen und an welche Stelle ist Hilfe durch andere Personen nötig?

Sachverhalte schildern lassen: In dieser Phase geht es darum, die Sichtweisen aller Parteien anzuhören. Wichtig ist, dass jeder die Möglichkeit hat, alles zu sagen, was ihm bezüglich des Konflikts auf dem Herzen liegt.

Zusammenfassung: Führungskraft als Mediator fasst dann die Sachverhalte wertfrei zusammen. Gemeinsam mit allen Beteiligten werden danach die Unterschiede und die Gemeinsamkeiten gesammelt. Vorbildlich ist es, in dieser Phase auch Ressourcen und Möglichkeiten aufzuzeigen, die Emotionen zu verbalisieren und die ersten Prioritäten zu setzen.

Lösungsoptionen: In dieser Phase werden Vereinbarungen über weiteres Vorgehen getroffen. Mit welcher Alternative können beide gut leben? Mögliche Optionen sollen besprochen werden. Die Führungskraft sollte sich mit eigenen Vorschlägen zurückhalten. Die beste Lösung ist die, die von den Beteiligten selbst kommt. Jede Verhandlung sollte zumindest mit einem vorläufigen Ergebnis abgeschlossen werden (vgl. Loffing 2014: 31 f).

Das Ergebnis sollte schriftlich festgehalten werden, die betroffenen Parteien sollten sich an die Vereinbarungen halten. Wenn das nicht der Fall ist, dann ist die Führungskraft in der Pflicht Folgemaßnahmen zu treffen: Bei weiterhin auftretendem Fehlverhalten müssen Konsequenzen nicht nur ausgesprochen, sondern umgesetzt werden.

Facharbeit „Konflikte rechtzeitig erkennen und erfolgreich bewältigen. Eine zentrale Aufgabe von Führungskräften."

Kurs: Stationsleitung 43: November 2018 –Juni 2020

3.4 Jährliche Mitarbeitergespräche führen

Diese Art von Mitarbeitergesprächen umfasst viele Themenbereiche. Sie bieten auch die Möglichkeit, offene oder latente Konflikte zeitnah zu thematisieren und die Konflikt-bewältigung in Gang zu setzen und damit Konflikteskalation zu vermeiden.

Mitarbeitergespräche sind in vielen Institutionen im Bereich der Gesundheits- und Krankenpflege bereits etabliert als Möglichkeit zur Konfliktfindung und -bewältigung. Gekoppelt mit anderen Maßnahmen tragen sie zu einem umfassenden Konfliktma-nagement bei und sind derzeit wohl die häufigste anzuwendende Methode, um Kon-flikte anzusprechen, aufzuzeigen, zu behandeln und aufzuarbeiten (vgl. Wehner 2010: 83).

Der Sinn und Zweck eines Mitarbeitergesprächs ist es im Allgemeinen zu informieren, Meinungsaustausch zu betreiben, Wertschätzung, Lob und Kritik zu vermitteln und an-stehende Probleme zu besprechen.

Im beruflichen Alltag finden oft Kurzgespräche zu unterschiedlichen Themen - allge-meine Informationen, Beschwerden von Angehörigen, Patienten, Delegation der Arbeit oder auch Konflikte am Arbeitsplatz usw.- statt. Die Kurzgespräche können die Kom-munikation positiv beeinflussen, doch viele wichtige Dinge bleiben unausgesprochen. Diese Lücke schließen gezielte ein- bis zweimal jährlich durchgeführte Mitarbeiterge-spräche (vgl. Wehner 2010:67).

Eine beidseitige Vorbereitung von Mitarbeiter und Führungskraft auf ein Gespräch in Form von Leitfaden, Checklisten kann als Basis zum Erfolg gesehen werden. Ge-sprächsziele und Inhalte sollten definiert, der Gesprächsablauf geplant werden. Auf Schaffung von günstigen Rahmenbedingungen sollte geachtet werden. Gesprächsför-dernde Faktoren tragen wesentlich zum positiven Verlauf des Gesprächs bei, ge-sprächshemmende Faktoren hingegen verursachen Blockaden und können zum Still-stand führen (vgl. Wehner 2010:74 f). Das Wissen um solche Faktoren ist für Füh-rungskräfte ein wichtiges Werkzeug, um Mitarbeitergespräche erfolgreich führen zu können. Eine Übersicht zu den gesprächsfördernden und gesprächshemmenden Fak-toren ist im Anhang dieser Arbeit zu finden.

Facharbeit „Konflikte rechtzeitig erkennen und erfolgreich bewältigen. Eine zentrale Aufgabe von Führungskräften."

Kurs: Stationsleitung 43: November 2018 –Juni 2020

Im Gespräch hat der Mitarbeiter die Möglichkeit eigene Ziele, Wünsche, Vorstellungen zu formulieren, Probleme, Konflikte und Hindernisse im Arbeitsalltag aufzuzeigen. Es können eigene Gedanken zur Konflikt- und Problemsituationen eingebracht werden. Mitarbeitergespräche bewirken ein besseres Verständnis füreinander und tragen dazu bei, Missverständnisse und Vorurteile abzubauen. Eine offene Gesprächshaltung stärkt das gegenseitige Vertrauen und verhindert Gerüchte (vgl. Wehner 2010:68).

Die Führungskraft erhält die Möglichkeit, Interessen und Erwartungen des Mitarbeiters kennenzulernen und entsprechend zu reagieren und der Mitarbeiter erhält Rückmeldung über Leistung, Stärken und Schwächen. Die Führungskraft erhält Hinweise über die Motivation des Mitarbeiters und kann sie stärken. Außerdem können Störungen im Kommunikationsfluss erkannt werden. Das ermöglicht es, Konfliktpotenziale frühzeitig zu erkennen und eine innerbetriebliche Kommunikations- und Konfliktkultur zu entwickeln (vgl. Wehner 2010:68).

Die kommunikative Kompetenz ist Basis für ein erfolgreiches Mitarbeitergespräch. Dazu bedarf es neben der Beherrschung von adäquaten Kommunikationsformen und Gesprächstechniken eines hohen Maßes an Wissen, Erfahrung und multidisziplinären Fähigkeiten der Führungskraft. Einheitliche, für alle Einrichtungen im Gesundheits- und Krankenpflegebereich geltende Richtlinien, Abläufe oder Strukturen hinsichtlich des Ablaufs von Mitarbeitergesprächen gibt es noch nicht. Es kursieren die unterschiedlichsten Leitfäden und Empfehlungen. Die individuelle Gestaltung, die Dauer, der Ablauf und die spezifischen Inhalte eines Mitarbeitergesprächs bleiben daher der jeweiligen ausführenden Führungskraft überlassen (vgl. Wehner 2010: 66).

Die regelmäßige Durchführung von Mitarbeitergesprächen kann die teaminterne Kommunikation und die Zusammenarbeit positiv beeinflussen und die Motivation der Mitarbeiter stärken.

3.5 Unternehmenskultur pflegen: Teamsitzungen moderieren, Feedbackkultur

Der im Team gelebte Umgang miteinander wird von der Unternehmenskultur geprägt. Teamleiter und Vorgesetzte sind für angemessene, professionelle Verhaltensweisen

Facharbeit „Konflikte rechtzeitig erkennen und erfolgreich bewältigen. Eine zentrale Aufgabe von Führungskräften."

Kurs: Stationsleitung 43: November 2018 –Juni 2020

der Teammitglieder verantwortlich und natürlich sollten sie selbst Vorbild im Umgang miteinander sein.

Die Fähigkeit der Führungskraft sachgerecht zu informieren und mit anderen zu kommunizieren, das Vermitteln von Lob, Anerkennung und Kritik sowie das Ansprechen und Klären von Konflikten sind maßgebliche Voraussetzungen für eine funktionierende Unternehmenskultur. Als Unternehmenskultur bezeichnet man den typischen Charakter, den Stil eines Unternehmens, der sich in gelebten Normen und Verhaltensweisen widerspiegelt. Die Unternehmenskultur beeinflusst den Umgang der Mitarbeiter untereinander, den Umgang von Führungskräften mit Mitarbeitern, das Betriebsklima, Kommunikationswege, Kommunikationsfluss und Konfliktkultur. Diese wird zu einem großen Teil durch die Art der Mitarbeiterführung und damit von jeweiligen Führungskräften bestimmt (vgl. Wehner 2010: 69).

Wird die Unternehmenskultur und damit die Konfliktbearbeitung vom Team als positiv erlebt, wirkt dies für die einzelnen Mitarbeiter als Motivation sich aktiv am Aufbau einer innerbetrieblichen Konfliktkultur zu beteiligen.

Dafür stehen der Führungskraft weitere Möglichkeiten zur Verfügung: Moderation der Teamsitzung und Feedbackgabe.

Teamsitzungen moderieren

Im Bereich der Pflege ist die Moderation ein häufig anzutreffendes Instrument, vor allem bei Teamsitzungen. In Rahmen einer Moderation können neue Themen eingebracht und aufgearbeitet werden, Wissen und Informationen an das Team weitergegeben, Fallbesprechungen behandelt und auch Konflikte im Team näher betrachtet werden. In vielen Fällen eignet sich die Moderation zur Bearbeitung und Behebung von Konflikten und trägt zur Entwicklung einer Lösungsstrategie bei. Die Führungskraft übernimmt in der Regel die Funktion eines Moderators (vgl. Wehner 2010:101).

Ist die Beziehung zwischen Führungskraft und Team allerdings belastet oder ist die Führungskraft selbst in einen Konflikt involviert, empfiehlt sich eine andere, neutrale Person als Moderator. „Die Führungskraft ist damit eine Partei und kann die objektive, sehr wichtige Rolle des neutralen Dritten und die oft notwendige Außensicht aus diesem Grund nicht übernehmen" (Wehner 2010: 105).

Facharbeit „Konflikte rechtzeitig erkennen und erfolgreich bewältigen. Eine zentrale Aufgabe von Führungskräften."

Kurs: Stationsleitung 43: November 2018 –Juni 2020

Themen wie Arbeitsklima, Anerkennung, Umgangston, Verbindlichkeit oder wie die Mitarbeiter die Beziehung untereinander erleben sollten regelmäßig in Teamsitzungen besprochen werden.

Der Vorteil des Gruppengespräch gegenüber Vieraugengesprächen mit einzelnen Mitarbeitern ist, dass Einseitigkeiten vermieden werden. Äußerungen werden relativiert oder können ein Gegengewicht bekommen. Auch trauen sich viele Kollegen im Vieraugengespräch nicht, heikle Dinge anzusprechen. Im Teamgespräch können diese Punkte eher thematisiert, kontrovers diskutiert und auch korrigiert werden. So können sich sowohl Unzufriedenheit als auch Zufriedenheit besser herauskristallisieren (vgl. Hoepfner o.J).

Die Führungskraft sollte sich gut auf das Thema vorbereiten, sowie Struktur und Ablauf der Moderation überlegen. Die Haltung des Moderators spielt im Moderationsprozess eine entschiedene Rolle. Der Moderator achtet auf wertschätzenden Umgang der Teilnehmer miteinander und geht selbst mit dem Teilnehmer respektvoll um. Auch weitere Kommunikationsregeln z.B. Meinungen werden akzeptiert und nicht in Frage gestellt, alle Meinungen zum Thema sind willkommen, auf Wertungen wird verzichtet- sollten eingehalten werden. Authentisches Auftreten des Moderators ist auch ein wichtiger Punkt für gelungene Moderation. Der Moderator übernimmt die Verantwortung für den Verlauf des Gesprächs, arbeitet zielorientiert durch vorbereitete Fragestellungen und behält den roten Faden im Moderationsprozess. Er übernimmt die Rolle des aktiven Zuhörers, erfasst schnell das Wesentliche und bringt die Dinge auf den Punkt (vgl. Wehner 2010:107 f). Das Gelingen einer Moderation hängt in hohem Maße von den verbalen und nonverbalen Kommunikationsfähigkeiten des Moderators ab, dazu gehören: Stimme, Blickkontakt, offene Körperhaltung, sowie seine Kompetenzen im Umgang mit schwierigen Situationen.

Eine besondere Rolle spielt auch die Freiwilligkeit der Teilnahme an einer Moderation: Verpflichtete Mitarbeiter sind selten bereit aktiv mitzuarbeiten und sich einzubringen; sie können den Moderationsprozess blockieren oder sogar das Scheitern bewirken (vgl. Wehner 2010:109).

Facharbeit „Konflikte rechtzeitig erkennen und erfolgreich bewältigen. Eine zentrale Aufgabe von Führungskräften."

Kurs: Stationsleitung 43: November 2018 –Juni 2020

Eine gelungene Moderation führt zur einer Abschlussvereinbarung, die schriftlich festgehalten wird. Das kann z.b. eine Vereinbarung zur Konfliktkultur im Team sein. Das Ergebnis sollte für alle Teilnehmer akzeptabel sein.

Feedback: Rückmeldung geben und nehmen

Für Führungskräfte gehören Feedbackgespräche zum normalen Aufgabengebiet. Im Bereich des Gesundheits- und Krankenpflegewesens ist es wichtig Rückmeldung von anderen zur eigenen Person und vor allen zur Arbeitsleistung zu bekommen. Feedback gibt Führungskräften und Mitarbeitern darüber Aufschluss, wie sie von anderen erlebt, wahrgenommen und verstanden werden. Gerade für Führungskräfte ist es wichtig in regelmäßigen Abständen Rückmeldung von ihren Mitarbeitern zu bekommen, da sie so die Chance erhalten, ihr eigenes Verhalten und ihre Führungsqualitäten zu hinterfragen. Umgekehrt ist es genau so wichtig, den Mitarbeitern regelmäßig Feedback zu geben. Nur so können sie sich orientieren, haben die Chance Arbeitsabläufe zu verbessern und persönliche Strukturen oder Verhaltensweisen zu verändern. Feedback kann Anerkennung, Kritik und Lob vermitteln, ein besseres Verständnis bewirken, den Umgang miteinander und damit nachhaltig Betriebs- und Arbeitsklima verbessern. Konflikte und Missverständnisse können geklärt werden oder eine Rückmeldung über ein Fehlverhalten z.B. in einer Konfliktsituation gegeben werden (vgl. Wehner 2010:77 f).

Der Feedback-Geber sollte zuerst günstige Rahmenbedingungen schaffen, ohne Hektik und Störung sowie die betroffene Person persönlich um ein Feedback bitten.

Ein Feedback kann sowohl positive als auch negative Rückmeldungen erhalten. Feedback wird positiv erlebt, wenn der Großteil der Rückmeldung positiv ist. Zu beachten ist auch, dass, wenn Mitarbeiter sehr oft negatives Feedback zur Arbeitsleistung oder zu eigenen Person bekommen, in der Regel keine Leistungsveränderung oder-steigerung, sondern Demotivation, Frustration und sogar Angst vor Feedback zu erwarten sind (vgl. Wehner 2010:78). Deswegen ist es wichtig Kritik nur verkraftbar zu dosieren. Auch positives Feedback muss nicht nur als Einleitung für nachfolgend kritisches Feedback, sondern einfach so gegeben werden. „Unser Wahrnehmungsapparat

Facharbeit „Konflikte rechtzeitig erkennen und erfolgreich bewältigen. Eine zentrale Aufgabe von Führungskräften."

Kurs: Stationsleitung 43: November 2018 –Juni 2020

tendiert dazu, störendes Verhalten anderer wie unter der Lupe zu vergrößern, während uns die zahllosen Situationen, in denen etwas reibungslos und gut verläuft, oft durchs Wahrnehmungsraster fallen" (Schienle 2019: 35). Um andere dafür zu gewinnen, unerwünschtes Verhalten abzulegen, ist es hilfreich zu loben. Bereits vorhandenes positives Verhalten wahrzunehmen und zu würdigen ist die wichtigste Kunst. Sie stärkt und festigt zudem eine gute Beziehungsebene und somit das Fundament, auf dem eine nachhaltig gedeihliche Zusammenarbeit möglich ist (vgl. Schienle 2019: 35).

Die Führungskraft sollte Feedback in Form von ICH-Botschaften senden, die beobachtete Situation beschreiben, ohne zu bewerten. Das wichtigste sollte in Kernsätzen zusammengefasst sein und die Botschaft sollte konstruktiv sein, damit sie für den Feedbacknehmer brauchbar und annehmbar ist. Die Gefühlsebene des Gegenübers sollte angesprochen werden und persönliche Eindrücke widerspiegeln (vgl. Wehner 2010: 79). Das erfordert von der Führungskraft Fingerspitzengefühl. Es spielt dabei eine große Rolle, ob die Führungskraft in Sache Feedback geschult ist.

Der Feedback-Nehmer sollte aktiv zuhören, den Feedbackgeber ausreden lassen, um Unterbrechungen zu vermeiden. Das Gehörte auf sich wirken lassen und nachfragen, wenn er unsicher ist, ob alles richtig verstanden wurde. Er gibt die Antwort, ohne die Rechtfertigungsrolle einzunehmen oder in Angriffsstellung zu gehen. Im Anschluss sollte sich der Feedback-Nehmer für das Feedback bedanken, denn es sollte als Chance zur Weiterentwicklung und als Beitrag zum lebenslangen Lernen gesehen werden (vgl. Wehner 2010:79). Eine Übersicht der Feedback-Regeln ist im Anhang der Arbeit zu finden.

4. Zusammenfassung und Fazit

In dieser Arbeit wurden Aufgaben der Führungskraft zur Konfliktprävention und bei der Konfliktlösung verdeutlicht.

Bei einem Konflikt im Team kommt es zu einem unerwünschten Ereignis zwischen einer oder mehreren Personen durch unterschiedliche Ursachen. Ungelöste Konflikte

Facharbeit „Konflikte rechtzeitig erkennen und erfolgreich bewältigen. Eine zentrale Aufgabe von Führungskräften."

Kurs: Stationsleitung 43: November 2018 –Juni 2020

bringen Spannung ins Team und es kann sich schnell eine innere Konfliktdynamik entfalten, die eine friedliche, konstruktive Regelung nicht mehr möglich macht.

Die Auswirkung einer Konfliktsituation äußert sich durch Demotivation, gereiztes Verhalten, Widerstand und Signale der nonverbalen Kommunikation. Ein Konflikt kann zu hohem Krankheitsstand im Team oder sogar zur Kündigung der Mitarbeiter führen. Um dies zu verhindern ist es für die Führungskraft von großer Wichtigkeit, Konfliktprophylaxe in ihrer Organisation zu betreiben, Signale rechtzeitig zu erkennen und den Konflikten entgegenzuwirken. Das kann durch eine gelebte Konfliktkultur im Team und professionellen Umgang miteinander geschehen. Die Teammitglieder sollten konfliktfähiger werden. Dafür sind Kompetenzen im Bereich der Kommunikation notwendig: Zuhören können, Feedback empfangen können, unterschiedliche Interessen ansprechen und verhandeln können. Teamsitzungen, regelmäßige Mitarbeitergespräche und Feedback an die Mitarbeiter sind geeignete Instrumente bei Konfliktlösung und Prävention. Das alles wirkt sich positiv auf das Betriebsklima aus, stärkt Vertrauen untereinander und vermittelt ein Gefühl der Wertschätzung bei den Kollegen.

Eines der wichtigsten Instrumente bei der Konfliktlösung ist das Konfliktgespräch, in dem konstruktive Lösungen gesucht werden sollten. Die Führungskraft übernimmt dabei die Rolle des Moderators.

Konflikte sind nicht nur unvermeidlich, sondern können durchaus konstruktiv sein, denn durch das Eingestehen von Problemen und Konflikten, das professionelle Kommunizieren, können neue und bessere Lösungswege gefunden werden. In einer wertschätzenden Atmosphäre können Konflikte durchaus als Bereicherung und als Ausdruck eines lebendigen Miteinander erlebt werden.

Alle Teammitglieder können von einem professionellen Umgang mit Konflikten profitieren, denn diese Vorgehensweise verschafft die Zeit für die eigentlichen Aufgaben. Je erfolgreicher die Führungskraft in Sachen Konfliktmanagement ist, desto positiver wirkt sich das auf die gesamte Umgebung aus. Es wird nicht immer Harmonie herrschen, es gibt einfach kein Rezept gegen Konflikte, aber die Atmosphäre wird insgesamt spürbar konstruktiver.

Die Konfliktprävention oder das rechtzeitige Erkennen bereits vorhandener Konflikte stellt eine enorme Kosten- und Zeitersparnis für den Betrieb dar und wirkt sich

Facharbeit „Konflikte rechtzeitig erkennen und erfolgreich bewältigen. Eine zentrale Aufgabe von Führungskräften."

Kurs: Stationsleitung 43: November 2018 –Juni 2020

langfristig gesehen durch den Aufbau einer Konfliktkultur am Arbeitsplatz positiv auf Zusammenarbeit und Betriebsklima aus.

In der Kurzzeitpflege, wo die Verfasserin der Arbeit tätig ist, sollte die Führungskraft Konflikte nicht außer Acht lassen, um eine Eskalation dieser zu vermeiden, Symptome rechtzeitig zu erkennen und in einem Gespräch mit Mitarbeitern nach Lösungen zu suchen. Mitarbeitergespräche sollten regelmäßig stattfinden, um die Bedürfnisse der Mitarbeiter zu erkennen, Wertschätzung zu vermitteln, Zufriedenheit zu steigern und Konfliktpotenziale zu erkennen und ihnen entgegenzuwirken.

Das eigene persönliche Wissen hat die Verfasserin durch Studien unterschiedlicher Literatur vertieft und aufgearbeitet. Für das Konfliktmanagement in der Kurzzeitpflege wäre es nach Meinung der Verfasserin wichtig, dass die Führungskraft für eine gelebte positive Unternehmenskultur im Team sorgt. Teambildende Maßnahmen, regelmäßige Teamgespräche, eine konstruktive Konfliktkultur, Fortbildungen zum Thema Kommunikation und Konfliktmanagement wären wichtig, um erst einmal grundlegende Strukturen und grundlegendes Wissen zu schaffen, um Konflikte zu vermeiden, anzusprechen und zu lösen. Diese Verbesserungen beziehen sich zum einen auf die Konfliktvermeidung, zum anderen auf die Konfliktlösung. Nach Meinung der Verfasserin ist es ein Muss, dass die Führungskräfte hinsichtlich des Konfliktmanagements geschult werden. Für die Verfasserin ist es klar, dass die Anwendung des Konfliktmanagements einen guten und erforderlichen Weg darstellt und als Qualitätsinstrument eingeführt sein sollte.

Facharbeit „Konflikte rechtzeitig erkennen und erfolgreich bewältigen. Eine zentrale Aufgabe von Führungskräften."

Kurs: Stationsleitung 43: November 2018 –Juni 2020

Literaturverzeichnis

Brinek, T. (2010): Interkulturelles Konfliktmanagement. In: Wehner, L., Brinek, T., Herdlitzka, M. (Hrsg.): Kreatives Konfliktmanagement im Gesundheits- und Krankenpflegebereich. Gesunde Zwischenmenschlichkeit., Wien: Springer: 59

Felkei, R., Beiderwieden, A. (2011), Feedback-Regeln. In: Projektmanagement für technische Projekte: Ein prozessorientierter Leitfaden für die Praxis.,1 Auflage., Wiesbaden: Springer Verlag, Taschenbuch: 301

Haller, R. (2018): Bedürfnis- und lösungsorientierte Gespräche führen-privat und beruflich. 10 Tipps zur erfolgreichen Kommunikation., Berlin: Springer: 218-219

Loffing, C., Loffing, D. (2014): Konfliktgespräche in der Pflege: So meistern sie schwierige Situationen in der Praxis., Hannover: Schlütersche: 27-32

Mantz, S., Leithold-Werner, N., Weufen, D. (2018): Konflikten lassen sich üben. Wie gehen sie mit Konflikten im Team um? In: Die Schwester Der Pfleger (57. Jahrg. 1/18: 15-19).

Schienle, W., Steinborn, A. (2019): Psychologisches Konfliktmanagement. Professionelles Handwerkzeug für Fach- und Führungskräfte., Wiesbaden: Springer. 2 Auflage: 35

Schulz von Thun, F. (2010): Miteinander reden. Das „Innere Team" und situationsgerechte Kommunikation.,19 Auflage., Hamburg: Rowohlt, Taschenbuch: 119

Schulz, R. (2015): Toolbox zur Konfliktlösung. Konflikte schnell erkennen und erfolgreich bewältigen., Eichborn., Stark Verlag: 86

Facharbeit „Konflikte rechtzeitig erkennen und erfolgreich bewältigen. Eine zentrale Aufgabe von Führungskräften."

Kurs: Stationsleitung 43: November 2018 –Juni 2020

Wehner, L. (2010): Konflikte. Mitarbeitergespräche. Moderation. In: Wehner, L., Brinek, T., Herdlitzka, M. (Hrsg.): Kreatives Konfliktmanagement im Gesundheits- und Krankenpflegebereich. Gesunde Zwischenmenschlichkeit., Wien: Springer: 5-16, 66-83, 101-109

Becker, F. (2019): Konflikte: Definition und Arten. Online im Internet: URL: https://wpgs.de/fachtexte/gruppen-und-teams/konflikt-definition-arten/ [10.12.19]

Chaplin, C. (o.J.): Zitaten zum Nachdenken. Online im Internet: URL: https://zitatezumnachdenken.com/charlie-chaplin/7945 [17.03.2019].

Glasl, F. (2018): Konflikteskalation: „Differenzen sind nicht das Problem, sondern wie wir damit umgehen." Online im Internet: URL: https://www.karriere.at/blog/konflikteskalation.html [05.04.2019].

Hoepfner, E. (o.J): Als Führungskraft Konflikte klären. Online im Internet: URL: http://www.vmt-training.de/als-fuhrungskraft-konflikte-klaren/ [04.11.2019].

Müller, T. (2018): Konflikte zu managen ist Führungsaufgabe! Online im Internet: URL: https://www.karriere.at/blog/konflikte-vermeiden.html [29.03.2019.]

Reimann, M. (2012): Konflikte im Team: „Nicht nach Schuldigen, sondern nach Lösungen suchen!" Online im Internet: URL: https://www.karriere.at/blog/konflikte-im-team.html [10.04.2019].

von Gunten, N. (2014): Die 9 Stufen der Konflikteskalation. Compedio Verlag. Online im Internet: https://www.kalaidos-fh.ch/de-CH/Blogs/Posts/2014/02/die-9-stufen-der-konflikteskalation-nach-glasl [20.05.2019].

Anlageverzeichnis

Anlage 1: Gesprächsfördernde und Gesprächshemmende Faktoren

Anlage 2: Feedbackregeln

Gesprächsfördernde Faktoren	Gesprächshemmende Faktoren
Gesprächspartner als Partner behandeln	Gesprächspartner überheblich, herablassend oder negierend behandeln
Genügend Zeit und Ruhe für das vereinbarte Gespräch einräumen	Zu wenig Zeit, Störungen, Stress
Wertschätzung, Anerkennung von Leistung, Lob	Kritik, Vorwürfe, Vorhaltungen, Anschuldigungen, geringe oder keine Wertschätzung, kaum bis keine Anerkennung, kaum/kein Lob
Angenehme Raumatmosphäre, z.B. heller Raum, Getränke bereitstellen, Sitzordnung beachten, auf gleicher Augenhöhe sitzen, trennende Möbel z.B. Tisch vermeiden	Gespräch findet in einem Nebenraum (z.B. dunkel, Lagerraum) oder einem Durchgangsbereich statt, Führungskraft sitzt hinter dem Schreibtisch, Mitarbeiter davor; Führungskraft sitzt auf einem hohen, Mitarbeiter auf einem niedrigen Sessel
Vertrauensbasis schaffen	Auf Vertrauensbasis wird kein Wert gelegt
Auf Stärken, Wünsche und Bedürfnisse des Mitarbeiters eingehen	Stärken, Wünsche und Bedürfnisse des Mitarbeiters übergehen, nicht wahrnehmen „wollen"
Aktives Zuhören, nachfragen, Anteil nehmen, empathisches Verhalten	Zu viel von sich selbst reden, unterbrechen, kaum bis gar nicht zuhören
Klare Aussagen, Grund des Treffens im Gespräch erläutern, Gefühle als Gefühle, Vermutungen als Vermutungen bezeichnen	Unklare Aussagen, Grund des Treffens wird verschwiegen, Andeutungen, Interpretationen
Akzeptanz des Mitarbeiters	Ablehnung des Mitarbeiters

Tab.1 Gesprächsfördernde und gesprächshemmende Faktoren (Wehner 2010: 76 f).

Facharbeit „Konflikte rechtzeitig erkennen und erfolgreich bewältigen. Eine zentrale Aufgabe von Führungskräften."

Kurs: Stationsleitung 43: November 2018 – Juni 2020

Regeln für den Feedbackgeber	Regeln für den Feedbacknehmer
• Bieten Sie Ihr Feedback zeitnah an und zwingen Sie es niemandem auf • Beginnen Sie mit positivem Feedback • Beschreiben Sie nur konkret wahrgenommene Einzelheiten • Bleiben Sie sachlich, werden Sie nicht persönlich • Interpretieren und bewerten Sie nicht • Liefern Sie nur Beiträge, die den Feedbacknehmer weiterbringen	• Betrachten Sie das Feedback als Lernchance • Hören Sie nur zu und argumentieren Sie nicht bzw. verteidigen Sie sich nicht • Fragen Sie nach, wenn Sie etwas nicht verstanden haben • Bedanken Sie sich für das Feedback • Entscheiden Sie für sich selbst, welche Informationen Sie annehmen und welche nicht

Tab.2 Feedbackregeln (vgl. Felkei 2011: 301).

BEI GRIN MACHT SICH IHR WISSEN BEZAHLT

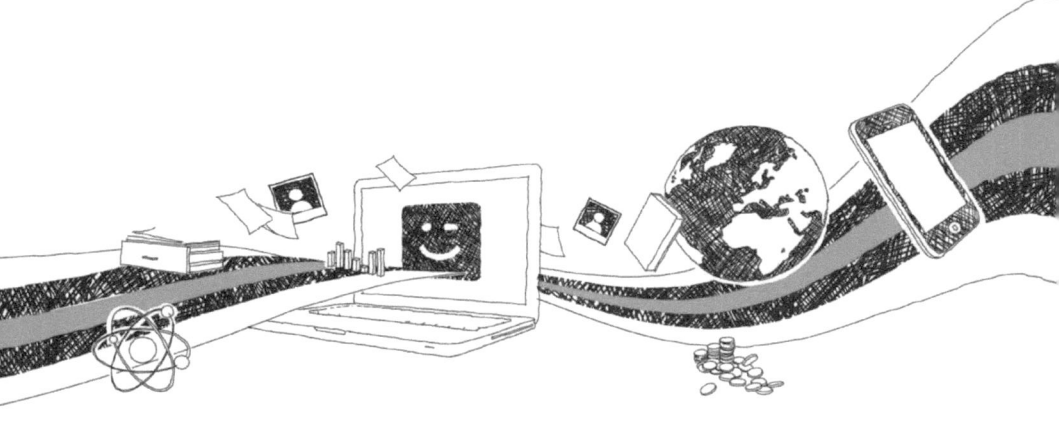

- Wir veröffentlichen Ihre Hausarbeit, Bachelor- und Masterarbeit

- Ihr eigenes eBook und Buch - weltweit in allen wichtigen Shops

- Verdienen Sie an jedem Verkauf

Jetzt bei www.GRIN.com hochladen
und kostenlos publizieren

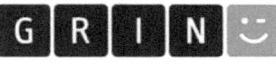